Florais de Bach e Homeopatia: uso sinérgico de dois sistemas vibracionais de cura

Dra. Jessica Bear
Dr. Wagner Bellucco

Florais de Bach e Homeopatia: uso sinérgico de dois sistemas vibracionais de cura

EDITORA PENSAMENTO
São Paulo

Nota Preliminar — As idéias e sugestões aqui apresentadas são produto de uma experiência particular e têm um propósito puramente didático. Muitas delas podem não estar de acordo com a filosofia do Bach Centre. As condições clínicas analisadas devem permanecer sob os cuidados e a orientação de um médico. Nos casos em que haja motivo para consultar um profissional, sua atenção não deve ser evitada, negligenciada ou descartada. Este livro não pretende fazer diagnósticos de doenças, nem prescrever tratamentos ou medicamentos. Os autores não se responsabilizam por esse tipo de uso. Quando houver necessidade, um profissional da área médica deve ser consultado.

Dados Internacionais de Catalogação na Publicação (CIP)
(Câmara Brasileira do Livro, SP, Brasil)

Bear, Jessica
Florais de Bach e homeopatia : uso sinérgico de dois sistemas vibracionais de cura / Jessica Bear, Wagner Bellucco. -- São Paulo : Pensamento, 2006.

Bibliografia.
ISBN 85-315-1455-X

1. Bach, Edward, 1886-1936 2. Cura 3. Essências e óleos essenciais - Uso terapêutico 4. Flores - Uso terapêutico 5. Homeopatia I. Bellucco, Wagner. II. Título.

06-4839 CDD-615.85
-615.532

Índices para catálogo sistemático:
1. Essências florais : Cura : Terapias alternativas 615.85
2. Homeopatia : Cura : Terapias alternativas 615.532

O primeiro número à esquerda indica a edição, ou reedição, desta obra. A primeira dezena à direita indica o ano em que esta edição, ou reedição, foi publicada.

Edição	Ano
1-2-3-4-5-6-7-8-9-10-11	06-07-08-09-10-11-12-13

Direitos reservados
EDITORA PENSAMENTO-CULTRIX LTDA.
Rua Dr. Mário Vicente, 368 — 04270-000 — São Paulo, SP
Fone: 6166-9000 — Fax: 6166-9008
E-mail: pensamento@cultrix.com.br
http://www.pensamento-cultrix.com.br

Impresso em nossas oficinas gráficas.

Sumário

Introdução

Os florais de Bach podem ser usados em conjunto com outras práticas terapêuticas, tais como a acupuntura, a homeopatia, a antroposofia, a psicoterapia, a iridologia, a alopatia, etc. Mesmo que durante a consulta os florais não sejam a principal indicação medicamentosa, eles podem complementar a terapia eleita, promovendo a cura ou um restabelecimento mais rápido e seguro.

Neste livro, utilizamos a lei da analogia, nitidamente presente na homeopatia e na terapia floral. Usamos esquemas analógicos com base no número 12, como um aporte a mais para a compreensão da personalidade humana em questão.

Sabemos que o dr. Edward Bach estruturou seu sistema de essências com base em certo número de tipos de personalidade. Ele chamou seus primeiros doze florais de os "doze curadores", identificando-os com um asterisco (*). São eles:

Mimulus*
Gentian*
Cerato*
Centaury*
Clematis*
Agrimony*
Scleranthus*
Water Violet*
Impatiens*
Vervain*
Rock Rose*
Chicory*

Cada uma dessas personalidades tem características próprias e outras que são, de certo modo, comuns a todas. Assim, foram agrupadas na roda das emoções em doze setores menores, mas que formam três grupos de personalidades afins, chamados dominadores, facilitadores e mediadores.

Pelo fato de terem características comuns, Mimulus*, Gentian*, Cerato* e Centaury* pertencem ao grupo dos facilitadores; Clematis*, Agrimony*, Scleranthus* e Water Violet*, ao grupo dos mediadores; e Impatiens*, Vervain*, Rock Rose* e Chicory*, ao grupo dos dominadores.

Esses doze florais serão correlacionados com os doze sais celulares, conhecidos também como *remédios tissulares* ou *sais de Schussler*.

Os médicos homeopatas certamente sabem como é importante para o ser humano a normalidade dinâmica desses processos salinos. Neste livro, traçamos um paralelo entre a carência ou a desproporção de determinado sal celular e a perturbação que isso pode causar em cada um dos tipos de personalidade, segundo o sistema floral de Bach.

A compreensão do sistema floral de Bach, e especialmente do conceito dos doze curadores, é de suma importância para a sua boa utilização em conjunto com procedimentos diagnósticos e terapêuticos como os já citados. A experiência prática mostra que as essências florais podem alavancar o processo de cura, promovendo uma melhora significativa, mesmo quando não são os principais agentes medicamentosos. Os aspectos emocionais, que exercem influência na maioria dos casos, são o campo de ação dos florais, que, dependendo da qualificação e da experiência do terapeuta, podem operar milagres em cooperação com o tratamento convencional. Os florais ajudam a percorrer conscientemente o caminho da cura.

É evidente que alguns podem não concordar com o uso concomitante de essências florais e remédios homeopáticos, alegando que isso poderia confundir o profissional no momento de avaliar o caso e fazer um prognóstico clínico-dinâmico. Porém, nem todos os homeopatas praticam a linha unicista, e os que se permitirem experimentar o uso de florais em conjunto com outras linhas de tratamento verão, maravilhados, que haverá resultados positivos tanto para médicos quanto para pacientes.

Como este livro se dirige basicamente aos médicos homeopatas (embora os médicos antroposóficos também possam utilizar os sais celulares, ainda que de maneira um pouco diferente), procuramos usar o jargão desse grupo. Isso não significa, em absoluto, que uma pessoa com conhecimento da fisiologia humana não possa compreender os conceitos aqui apresentados. Além disso, as caracterizações das personalidades serão úteis a qualquer pessoa minimamente interessada em conhecer como funcionam as pessoas em seus relacionamentos interpessoais e com o mundo de modo geral.

"Porque a alma da carne está no sangue, pelo que vo-lo tenho dado sobre o altar, para fazer expiação pelas vossas almas: porquanto é o sangue que fará expiação pela alma" (Levítico 17, 11).

Plano desta obra

Este trabalho se baseia nos livros *The zodiac and the salts of salvation*, de Eudora Ignez Perry e George Washington Carey (todas as citações e dados sobre o zodíaco, assim como as referências aos filhos de Jacó, foram colhidas desse volume), e *The twelve tissue remedies of Schussler*, de William Boerick e Willis Dewey.

O objetivo básico desta obra é descrever as características funcionais compartilhadas pelos doze sais de

Schussler e as doze personalidades básicas do sistema floral de Bach, assim como ressaltar o valor terapêutico da combinação desses dois tratamentos em determinadas disfunções orgânicas.

Seguiremos um modelo de explanação no qual serão destacados:

a) dados sobre o sal em questão: sinônimos; nome comum; propriedades químicas.

b) associações metafísicas: signo solar e planeta regente; o discípulo de Jesus Cristo que se relaciona àquele signo em particular (buscaremos uma palavra-chave que traduza o aspecto emocional mais característico da personalidade no sistema floral, uma palavra que nos traga uma boa compreensão desse tipo em seu estado natural; tentaremos fazer uma ligação com o apóstolo a ela associado, o que nem sempre será uma informação completa); correlação (analogia) com um dos doze filhos de Jacó no Velho Testamento.

c) o remédio homeopático sinérgico.

d) as indicações gerais do sal de Schussler: resumo, em poucas palavras, da ação geral de cada um dos sais celulares.

e) floral associado: correlação de um dos doze sais básicos com os tipos de personalidade do sistema floral de Bach, por meio da comparação entre os traços da personalidade de uma pessoa e os sintomas causados pela desproporção do sal correspondente. Esse floral-chave identifica a causa primária do desequilíbrio nesse indivíduo.

f) outros florais indicados: identificação de subflorais que complementem a ação do floral básico, numa composição mais bem elaborada e sinérgica, que cubra a gama de sintomas diagnosticados. Isso é feito através da comparação entre os sintomas resultantes da desproporção de determinado sal de Schussler e as indicações dos subflorais a ele correlacionados. Desse modo, pode-se chegar à combinação floral que trará o maior benefício possível, possibilitando, com a administração do sal, uma recuperação rápida e segura.

Para os que ainda não têm um conhecimento muito extenso do sistema floral de Bach, a seção dos subflorais traz uma breve descrição da característica fundamental do floral principal e os motivos de sua indicação. Com base nessa explicação, o leitor pode usar sua criatividade para montar suas próprias combinações.

É preferível combinar no máximo seis essências florais do sistema de Bach em cada frasco de diluição de uso diário. Pode haver mais de um sal de Schussler indicado, assim como mais de um floral de personalidade. Admitimos que, inicialmente, tenha havido o envolvimento de apenas um deles e que, ao longo do tempo, o somatório de suas perturbações tenha provocado um efeito dominó, culminando numa sintomatologia variada.

Convém concentrar-se inicialmente na causa primária, em virtude da capacidade do corpo de se adaptar a uma perturbação e ao fato de o problema ter sido ignorado até o ponto em que uma alteração significativa tenha causado uma depleção importante do sal em questão, levando o estresse a níveis de intensidade bastante elevados, muito além do estágio em que o organismo ainda possa ignorar os sintomas. Nesse ponto, será necessária a eliminação dos sintomas em virtude de o corpo estar mental e emocionalmente incapaz de manter essa situação. Será preciso então detectar o distúrbio que desencadeou inicialmente o efeito destrutivo em cadeia (relacionado ao floral básico e ao sal de Schussler em questão). Somente quando formos capazes de diagnosticar os florais e os sais mais indicados é que o organismo voltará ao equilíbrio.

O processo de cura exposto neste livro começa ao reconhecermos que uma personalidade está alterada em conseqüência de uma deficiência orgânica de um dos doze sais celulares de Schussler. Podemos ainda comparar com um dos doze tipos de personalidade do sistema floral de Bach, que mais especificamente trate os distúrbios emocionais e mentais, auxiliando o processo de cura, que afeta o corpo de forma direta em seus diversos planos.

Uma vez que os vários níveis são interdependentes, dando suporte e cooperando no funcionamento do organismo, muitas vezes fica difícil precisar em qual deles surgiu a disfunção original que desencadeou o efeito dominó.

Pessoalmente, concordo com o dr. Bach quando ele diz que o desequilíbrio do ser mental-emocional é a causa das causas. Por exemplo, quando uma pessoa está sob forte estresse, o que acontece muito freqüentemente nos dias de hoje, o sistema nervoso exige grande quantidade de vitaminas do complexo B (conhecidas como vitaminas antiestresse), além do sal celular Kalium phosphoricum, que é rapidamente absorvido nessas circunstâncias.

A conduta mais comumente adotada é dar um suplemento vitamínico como o complexo B e algumas doses de Kalium phosphoricum para nutrir o sistema nervoso esgotado. No entanto, a causa das causas, o distúrbio original, não estará sendo o alvo do tratamento, e na seqüência o que se verá é que, devido à permanência do elevado nível de estresse, doses repetidas e cada vez maiores de complexo B e de Kalium phosphoricum serão necessárias. Esta é uma área na qual os florais de Bach podem atuar diretamente. Neste caso em particular, o floral indicado é Impatiens*, uma essência floral específica para alívio do estresse.

Para obter informações mais completas, consulte a seção dos subflorais de Kalium phosphoricum e verifique se existem outros que possam ser acrescentados à fórmula com vistas a facilitar a cura dos distúrbios do binômio Impatiens*/Kalium phosphoricum.

Caso existam muitos dos sintomas desses subflorais (o principal é Impatiens*), fica evidente a indicação do uso concomitante.

Imaginemos outras possibilidades: digamos que o paciente seja uma pessoa muito crítica, irritável e inquieta à noite. Na lista dos subflorais, vemos que esses traços de personalidade são característicos de Kalium phosphoricum e da essência floral Beech, indicada para pessoas irritáveis. Se o paciente ainda se queixar de inquietude e insônia à noite, na lista encontraremos Agrimony*, que se destina a essa condição de intensa atividade mental atormentadora.

Note que Agrimony* é um dos florais de personalidade, e está associado aos distúrbios do sal celular Kalium muriaticum. Portanto, é interessante investigar se o paciente não está mostrando distúrbios de ambos: Kalium muriaticum e Kalium phosphoricum.

Outra maneira de sondar a perturbação original seria identificar se os pais do paciente também mostram distúrbios semelhantes de um sal celular ou de uma essência floral em particular. Uma disfunção devida à desproporção de determinado sal na infância pode indicar que tenha sido herdada geneticamente. Os pais não podiam passar adiante algo que não tinham.

Um método muito útil, criado pelo dr. Carey, é o de levar em conta os três meses nos quais o paciente não estava no útero materno. Considerando-se um prazo de doze meses, durante nove deles — os meses de gestação

— estamos em contato com os doze sais celulares dentro do útero materno, mas nos três meses restantes temos de nos defender sozinhos. Portanto, durante o período de nove meses, esse recém-nascido pode se relacionar com a vibração salina por meio da mãe. Felizmente, após o nascimento, ainda resta alguma ligação com a mãe, e por isso o bebê pode se nutrir da vibração dos sais em falta para manter seu estado saudável.

Com freqüência esse procedimento pode otimizar a descoberta do sal em questão, já que a cada mês corresponde determinado sal celular. Obviamente existem outras técnicas para determinar que sais de Schussler ou essências florais são necessários; dentre elas a cinesiologia, a eletrodiagnose e outras. Essa informação visa a permitir uma maior variedade de opções, e não a restringir ou concorrer com o conhecimento já adquirido.

Em nossa experiência, quando usados em conjunto, atuando como numa equipe multidisciplinar, os sais de Schussler e os florais de Bach aceleram em muito a recuperação e diminuem o tempo durante o qual devem ser usados os sais celulares.

Os sais de Schussler e as essências florais de Bach são complementares em sua ação.

Disse a dra. Jessica Bear: "Estes escritos são apenas mais uma opção, uma ferramenta para facilitar esse estudo que nunca termina. Não sou médica homeopata, mas estudante de filosofia; e aquilo que estudo e aprendo eu transmito. Se essas informações ajudarem uma pessoa que seja, já terá sido de grande valor para mim."

Os doze sais tissulares de Schussler

Kalium phosphoricum

Sinonímia — fosfato de potássio.

Propriedades químicas — K_2HPO_4; solúvel em água; insolúvel em álcool.

Associações metafísicas — signo solar: Áries; planeta regente: Marte.

Apóstolo — Tomé.

Virtude — paciência.

Filho de Jacó — Gad, o sétimo filho de Jacó, cujo nome significa "armado e preparado".

Remédio homeopático sinérgico — Aconitum napellus.

Indicações gerais

De acordo com o dr. Carey, o Kalium phosphoricum origina a eletricidade espiritual e dota a forma física de vida ou de uma vida renovada. Kalium phosphoricum é o centro nervoso do cérebro, infundindo a capacidade de mantermos a energia de condução suficiente para permanecermos conscientes.

As pessoas que necessitam de Kalium phosphoricum são as que trabalham com a cabeça; são sinceras, confiáveis e determinadas. Por conseguinte, consomem rapidamente as substâncias vitalizantes do cérebro.

Kalium phosphoricum ajuda a rejuvenescer e a reconstruir a comunicação entre o espírito e a massa cinzenta do cérebro; é o portal do paraíso da massa cinzenta.

Floral associado: Impatiens*.

Kalium phosphoricum é conhecido como tônico nervoso. O dr. Edward Bach se referia a Impatiens* como o floral "nervoso", e o recomendava para todos os distúrbios nervosos.

Outros sintomas podem indicar a deficiência de Kalium phosphoricum e ao mesmo tempo corresponder à personalidade Impatiens*. São eles: ansiedade, forte irritabilidade, agitação muscular e ranger de dentes (bruxismo).

Outros florais indicados:

Elm. Sabemos que Elm é o floral das pessoas com alta capacidade executiva, de ação, formadores de opinião e motivadores, que usam muito a mente. Para os muito ativos, que se sobrecarregam de atribuições.

Mustard. Para os estados depressivos, melancólicos, nos quais as pessoas só enxergam o lado negro das situações, sendo tragadas pelo abismo.

Agrimony*. Este é outro tipo de personalidade com sintomas predominantemente mentais (psíquicos), insônia, movimentos espasmódicos involuntários dos músculos ao pegar no sono, fraqueza e rigidez da coluna — sintomas que se agravam quando a pessoa está sozinha.

Os tipos Agrimony* são muito inquietos e angustiados. Têm dificuldade para dormir, particularmente se estão sozinhos; este remédio floral compartilha energia com a espinha dorsal, por isso é indicado para a fraqueza sentida na coluna.

Rock Water. As palavras-chaves de Rock Water são: fluidez e jogo de cintura. É indicado em todos os casos nos quais haja excesso de normas de vida, frugalidade e muita sobriedade; falta de gozo, alegria e prazer. Portanto, é indicado para a rigidez da coluna.

Vine. Representa a influência da eletricidade espiritual e sua capacidade de manter a soberania, a consciência de "quem eu sou". Vine estimula a autonomia e o respeito por si mesmo.

Water Violet*. As pessoas com este tipo de personalidade não gostam de se misturar com as outras nem de conversar, são naturalmente solitárias e tendem a sofrer transtornos por mágoa ou pesar, mostram-se tristes e distantes e expressam a tristeza através do choro com lágrimas. Podem mostrar-se arredias e arrogantes, uma vez que são muito auto-suficientes e confiantes.

Clematis*. A personalidade Clematis* é meio avoada, perde-se em devaneios. O cérebro está cansado; os pensamentos, confusos; omitem letras e até palavras; usam as palavras erradas; apresentam lentidão do cérebro, torpor, incapacidade de lembrar-se das coisas, olhar perdido. Clematis* é usado para propiciar maior clareza mental e capacidade de concentração.

Honeysuckle. Saudade e nostalgia são uma constante na vida dos que necessitam de Honeysuckle. Eles se sentem perseguidos por visões do passado às quais se mantêm profundamente ligados. São sonhos não realizados, amores perdidos ou não concretizados, uma ligação frouxa com o momento atual, que lhes parece sem graça. Como o bom da vida já passou ou nem chegou a se realizar, o presente não tem atrativos, não tem cores nem sabor. Honeysuckle liga energeticamente a pessoa ao momento atual, cheio de novas oportunidades, amizades e realizações. É um floral que dá vitalidade, energia e disposição.

Beech. Grande irritabilidade, crítica e intolerância. Pode-se dizer que não deve faltar numa fórmula em que Impatiens* seja o floral principal.

Cherry Plum. Histeria provocada por emoções súbitas, ataques de riso, choro e gritos. Delírio. Não esquecer do tema do controle, da impulsividade presente em Impatiens*.

Mimulus*. Pessoas muito tímidas, que se ruborizam com facilidade, são hipersensíveis aos ruídos e à noite sofrem de insônia.

Rock Rose*. Temperamento irritadiço, tendência a fazer tempestade em copo d'água; ansiedade, assusta-se facilmente, sofre os efeitos de susto e gritos, terror noturno. Rock Rose* pertence ao mesmo grupo de Impatiens*, o dos dominadores.

Aspen. Medo constante de incêndios, ladrões, quedas e fantasmas. Medo de perseguição e de malefício.

Holly. Zangado, de péssimo gênio, desconfiado. Holly se destina a emoções negativas como raiva e desconfiança.

Oak. Esgotamento neuromuscular e paralisia por esforço exagerado. Os tipos Oak são excessivamente responsáveis, podendo chegar a um estado de colapso, de falência total por não saber quando parar. Não têm consciência de seus limites.

Olive. Fraqueza, fadiga e lentidão, necessidade de mais energia, o menor esforço parece uma tarefa monumental, depressão suspirosa com esgotamento nervoso e extrema fraqueza. Olhar murcho, afundado, olhos fundos. A exaustão é um sintoma típico de Olive.

Scleranthus*. Indeciso e mutável, sente vertigem ao se levantar da posição deitada ou sentada olhando para a frente. Caracteriza-se pelo desequilíbrio entre os hemisférios cerebrais, apresentando sintomas alternantes entre direita e esquerda. Nevralgias do lado direito. O tipo Scleranthus* tem dificuldade para tomar decisões.

Wild Oat. Kalium phosphoricum exemplifica a lei da atração. Wild Oat atrai novas oportunidades, indica novos caminhos e metas, como lanterninhas de cinema.

Red Chestnut. Forte desânimo no que se refere aos negócios. Os tipos Red Chestnut são muito preocupados com qualquer coisa. Irradiam medo e insegurança em vez de amor e autocofiança.

Willow. Queixoso e rígido. Para eles nada está bom, ninguém está certo. "Por que tudo acontece comigo?" "Não tenho sorte na vida."

Kalium sulphuricum

Sinonímia: sulfato de potássio.

Nome comum: sulfato de potássio.

Propriedades químicas: KSO_4; prismas de faces hexagonais sem cor; solúvel em dez partes de água fria e três de água fervente; insolúvel em álcool.

Associações metafísicas — signo solar: Virgem; planeta regente: Mercúrio.

Apóstolo — Bartolomeu.

Virtude — foco, concentração.

Filho de Jacó — José, o décimo segundo filho de Jacó, que significa "para aumentar o poder" ou "o filho da mão direita".

Remédio homeopático sinérgico: Pulsatilla nigricans.

Indicações gerais

Kalium sulphuricum representa uma linha divisória entre forças que finalizam uma fase e iniciam outra. O potássio e o enxofre se combinam, atraindo o óleo para gerar energia. Óleo é combustível, solvente, lubrificante, depurativo, neutralizante de veneno. Pele, cabelo, trato intestinal e ossos requerem óleo — a medula óssea é 95% gordura. Kalium sulphuricum preserva o equilíbrio natural de expansão.

Uma deficiência deste sal causa um fino depósito verde (ou amarelado) sobre a língua, a eliminação de qualquer mucosa ou descamação da pele.

Kalium sulphuricum é o portador do oxigênio em nosso organismo. Está em relação direta com o plexo solar, que por sua vez se relaciona diretamente com os doze gânglios que necessitam de óleo.

Floral associado: Clematis*.

Clematis*, a personalidade deste sal, tipifica a energia recolhida, voltada para dentro, a contemplação da vida, a separação das forças, o fim de uma fase e o início de outra. Potássio e enxofre se combinam para atrair a gordura para geração de energia. Clematis* é um tipo pensador, fantasioso, criador. É muito idealista, e quando a vida fica difícil ele se recolhe. São tipos puristas e sensíveis às forças externas, particularmente as mais rudes ou cruéis. Em virtude dessa sensibilidade, têm uma afinidade especial com o sofrimento, e acabam captando os pensamentos dolorosos, as dores dos outros.

Kalium sulphuricum se correlaciona de forma direta com o plexo solar e os intestinos. O plexo solar, sendo uma estação receptora de energia e pensamentos, compartilha energia com o cerebelo e o cérebro posterior. Os tipos Clematis* são também chamados de "estação receptora de informações", por sua característica de viver presos na mente. Daí vem sua inclinação natural para a fantasia, criatividade e inventiva.

Kalium sulphuricum é chamado o "sal giratório" em virtude de sua característica de se mover em círculos. O principal problema da personalidade Clematis* são os pensamentos circulantes na mente e a dificuldade para materializá-los no mundo material, onde poderiam ser apreciados e valorizados pelas outras pessoas.

Podemos reconhecer outras modalidades de Kalium sulphuricum, como as dores que se movem de um lado para outro. Os tipos Clematis* são facilmente levados para o "mundo de Oz", tendo muita dificuldade de se concentrar em determinado assunto por mais tempo. Seus pensamentos vagueiam, fogem para longe.

As forças da separação de Kalium sulphuricum são igualmente demonstradas na dificuldade de Clematis* de se desligar dos pensamentos e voltar à consciência do mundo real.

Kalium sulphuricum preserva o equilíbrio natural da capacidade de expansão. Da mesma forma como o óleo flutua e se separa da água, o pensamento e a concentração de uma pessoa Clematis* equilibrada possibilitam receber a reveleção do alto.

Virgem é o símbolo da Virgem Maria. Encarna perfeitamente o tipo forte e silencioso que permaneceu ao lado de Jesus Cristo durante toda a vida, e após a morte do filho participou da criação de sua Igreja. Através da mensagem de Maria o paraíso se expandiu. Os tipos Clematis* são idealistas, têm grande compaixão pela natureza, são plenos de generosidade e gentileza, o que os deixa muito sensíveis às dores do mundo. Raramente ficam em evidência, é mais comum serem grandes criadores de bastidor. Escrevem os discursos, mas não os lêem.

Outros florais indicados:

Scleranthus*. Vertigem. A elevação e a queda da temperatura no final da tarde. As flutuações extremas de temperatura; as ondas de calor seguidas de sensação de frio. Dores que se movem. Kalium sulphuricum propicia o equilíbrio na natureza, assim como Scleranthus*. A personalidade Scleranthus* em geral perde energia devido à sua constante vacilação mental quando precisa tomar decisões, desde as mais simples até as mais complexas (influência do cérebro posterior).

Mustard. Sensação de peso, melancolia. Os intestinos são um local escuro no imaginário desse tipo de personalidade. Esse escuro tipifica a depressão do tipo Mustard negativo, que se sente perdido no caos, no abismo.

Impatiens*. Muito irritadiço, sempre com pressa e impaciente.

Mimulus*. Timidez, medo de cair, medos lógicos com causa perfeitamente identificável. Características mais comuns em crianças ou adultos com fisionomia infantil.

Beech. Muito irritadiço, intolerante e crítico.

Rock Rose*. Os sonhos e pesadelos são bastante reais. Sofre de pânico. Faz o tipo teatral, impressionável, exagerado.

Agrimony*. Sono inquieto, acorda cedo e com freqüência. Vive atormentado e angustiado. Nega seus sentimentos, omite o que julga reprovável em seu passado.

Willow. Inflamações das juntas. Dores reumáticas nas articulações de natureza mutável e migratória. Willow é o floral do ressentimento. As dores articulares são conseqüência de ressentimentos, mágoas passadas que perduram.

Crab Apple. Lesões que exsudam secreção úmida, amarela e pegajosa. Pele que descama sobre uma base pegajosa, eczemas. Sensação de impureza e sujeira grudenta e nauseabunda sobre o corpo.

Kalium muriaticum

Sinonímia — cloreto de potássio, Kalium chloratum, Kalium chloridum, Potassii chloridum.

Nome comum — cloreto de potássio.

Propriedades químicas — KCl. Cristaliza em cubos ou octaedros. Volatiliza em temperaturas elevadas sem decomposição. Solúvel em três partes de água fria e duas de água fervente; insolúvel em álcool concentrado.

Associações metafísicas — signo solar: Gêmeos; planeta regente: Mercúrio.

Apóstolo — Judas, que significa "serviço" ou "necessário".

Virtude — paz.

Filho de Jacó — Issachar, o nono filho de Jacó, cujo nome significa "preço".

Remédio homeopático sinérgico — Bryonia alba.

Indicações gerais

Kalium muriaticum é o portador ou mensageiro da luz (eletricidade) por todo o corpo. Este sal celular possibilita uma comunicação através das fibras que conectam a mente e o corpo. Sem essa conexão cérebro-mente (sua fonte de luz), o corpo fica lento, estagnado. Quando o corpo é incapaz de purificar as fibras, o "invólucro de carne" fica impuro.

(Ou seria o corpo uma manifestação física da impureza da mente que se torna carne?)

"O verdadeiro destino de cada indivíduo depende da extensão e do grau em que o espírito do homem é capaz de controlar, dirigir e manifestar os liames da vida por meio do sistema nervoso cérebro-espinhal. A eletricidade da vida realmente corre através deles" (Eudora Ignez Perry).

O cloreto de potássio é conhecido como o "sal digestivo" por sua capacidade de caminhar em diferentes direções; suas características são: dividir e separar.

Floral associado: Agrimony*.

A deficiência de Kalium muriaticum indica uma falta de conexão entre o cérebro e o restante do corpo, e pode ser expressa na incapacidade de se comunicar. Por isso as pessoas que têm essa deficiência vivem em constante negação. Se essa conclusão é verdadeira, então o floral-chave associado ao Kalium muriaticum deve ser Agrimony*. Para fundamentar essa afirmação, é útil traçar um paralelo entre os sintomas congestivos ou de acúmulo.

Os sintomas congestivos decorrentes da falta de Kalium muriaticum são os mesmos do acúmulo emocional do tipo Agrimony* negativo. Além disso, Kalium muriaticum estimula a recuperação do fluxo, da mesma forma que no tipo Agrimony* saudável também se recupera o fluxo das comunicações, da verdade, libertando o indivíduo das lembranças torturantes ocultas nas fibras da carne. Sangue espesso, fibras espessas e congestionadas, ocasionando inchaços (bloqueios).

Os tipos Agrimony*, em geral, foram crianças que sofreram algum tipo de abuso. Kalium muriaticum é descrito como a "vestimenta da carne". A conseqüência desse abuso pode ser um corpo conspurcado. Essa analogia se refere a todas as modalidades de abuso: físico, mental ou emocional. Mais freqüentemente são abusos de natureza sexual. A criança sofre não só na ocasião em que o abuso aconteceu, ela carrega o trauma por toda a vida. Raramente essas crianças irão admitir o que lhes fizeram. Tentarão negar e guardar para si as lembranças torturantes, com medo da rejeição se a verdade sobre seu passado for descoberta.

Outro sintoma da desproporção de Kalium muriaticum é a formação de bloqueios fibrosos. Os tipos Agrimony* sofrem de bloqueios em virtude de lembranças fortemente guardadas, o que é comprovado por sua dificuldade de se comunicar. Esse represamento ou negação de si mesmo, causado pelo complexo de culpa e vergonha resultantes do abuso, é reconhecido através das exsudações amarelo-esverdeadas na pele ou das secreções drenadas pelos seios da face, que na realidade expressam sua sensação de impureza.

Lembremos que Kalium muriaticum é chamado de "sal digestivo". Os tipos Agrimony* que se sentem mal, culpados e inúteis, permitiram que as lembranças os devorassem, que os digerissem. Isso é causado pela separação do fio da vida (Deus) que une sutilmente os corpos (físico, astral, etérico e Eu), mantendo-os juntos. Tal fato é originado quando, por terem sofrido abuso, as crianças passam a associar o pai molestador à figura de Deus e deixam de ter confiança. Sentem-se totalmente incapazes de confiar em Deus, nosso pai verdadeiro.

Outros florais indicados:

Pine. O paciente imagina que deve morrer de fome. Os tipos Pine acham que devem ser punidos e que, passando fome, terão pago os seus pecados.

Chicory*. Acúmulo e congestão são aspectos emocionais de Chicory*. Entendam-se acúmulo e congestão no sentido de retenção egoística.

Willow. Rigidez. Ressentimento alojado nas juntas acarreta rigidez.

Rock Water. Falta de fluidez, rigidez e estagnação. São tipos física, emocional e mentalmente rígidos e inflexíveis.

Crab Apple. Acúmulo fibroso. Erupção de pele com descamação ou secreção amarelo-esverdeada mais ou menos aquosa. Crab Apple limpa as toxinas dos tecidos que bloqueiam o fluxo. Indicado quando a pessoa se sente impura em virtude das eliminações ou erupções aparentes. Para depurar a mente de influências negativas que estejam causando bloqueio, como a culpa.

Mustard. Kalium muriaticum é chamado de "o que carrega a luz". A sensação de caos ou abismo pode estar relacionada ao fato de o sangue estar mais denso e a circulação mais lenta. Daí vem a sensação de embotamento e peso. A linha da vida se partiu. Para quando a pessoa está se sentindo perdida no fundo de um abismo, desconectada de Deus e dos entes queridos, tomada pela negatividade, pela escuridão.

Water Violet*. Em virtude da característica de Kalium muriaticum de conectar o espírito vital através do oxigênio, Water Violet* lhe seria análogo em virtude de estar associado aos pulmões e aos aspectos emocionais de alegria e tristeza. O represamento das lágrimas (tristeza silenciosa) pode ser correlacionado com a congestão brônquica.

Clematis*. Catalisando os processos entre a mente e a ação, Kalium muriaticum origina o movimento que facilita a atualização e a materialização das mensagens mentais, trazendo-as à realização de maneira construtiva. A fé sem ação está morta.

Wild Oat. Kalium muriaticum ajuda ainda a comunicar a mensagem da luz, inclusive nosso próprio destino. Para iluminar o caminho.

Ferrum phosphoricum

Sinonímia — Ferroso-ferric phosphae; Ferri phosphas.

Nome comum — fosfato de ferro.

Propriedades químicas: $Fe_3(PO_4)_2$. Solúvel em ácido, insolúvel em álcool e água.

Associações metafísicas — signo solar: Peixes; planetas regentes: Júpiter e Netuno.

Apóstolo — Filipe.

Virtude — compaixão.

Filho de Jacó — Naphthali, o sexto filho de Jacó, cujo nome significa "luta por Deus".

Remédio homeopático sinérgico — Veratrum album.

Indicações gerais

O ferro dos glóbulos vermelhos conduz o oxigênio obtido no ar inspirado. Uma desproporção de ferro nas fibras musculares causa relaxamento ou dilatação dos vasos, provocando o acúmulo de sangue. Observa-se uma deficiência quando a pressão exterior é maior que a interior. O peristaltismo intestinal se enfraquece. O equilíbrio fortalece as fibras musculares. Por sua capacidade de atrair oxigênio, Ferrum phosphoricum é útil em doenças como anemia, clorose e leucemia.

O campo de ação de Ferrum phosphoricum é a hiperemia, a congestão acompanhada de dor, calor, febre, edema e rubor; aplica-se em todas as inflamações antes da fase exsudativa.

Floral associado: Mimulus*.

Medo de encarar a vida (inspiração), que se manifesta como desejo de se esconder, ser ignorado, confinar-se e ser ludibriado. O tipo Mimulus* aprendeu a buscar a escuridão por medo de se expor e sofrer abusos. No fundo acha que se aspirar por algo (inspirar) poderá sentir medo do sucesso ou do fracasso. Paradoxalmente, ressente-se da falta de atenção ou do sucesso das outras pessoas.

A deficiência de Ferrum phosphoricum causa sintomas como fraqueza, abatimento do espírito, desencorajamento e incapacidade de encontrar as palavras certas para se expressar. Isso traduz uma sensação de pressão interna, sensação de depressão ou opressão. O tipo Mimulus* freqüentemente se sente deprimido por não ter força suficiente para enfrentar e combater seus dominadores.

A emoção mais agressiva de Mimulus* é o ódio. Assim, pode se tornar muito ressentido, odioso e intolerante com todos. Quando o nível de Ferrum phosphoricum está normal, o corpo mostra-se forte, com energia, e o estado de ânimo é elevado. A compaixão é a força de Mimulus*, e ele pode expressar sua vocação na religião, na enfermagem, na medicina ou qualquer outra atividade que se dedique compassivamente ao próximo, estimulando-lhe o avanço. *Ferrum* significa "o que carrega a luz". Pela grande afinidade do Ferrum phosphoricum com o oxigênio, a luz arrebata o corpo, e então o sal mostra seu poder de fazer a humanidade almejar o que é mais elevado.

"Como a energia precisa ser temperada com suavidade e compaixão, assim também o ferro deve ser temperado para que se torne elástico, e não duro e inflexível. Com o teor natural de ferro no sangue e no cérebro, não nos irritamos com nada. Não ficamos irados. Sentimentos e emoções não entrarão mais em ebulição" (Eudora Ignez Perry).

Outros florais indicados:

Elm. Quando a pressão externa é demasiada. Elm é indicado quando nos sentimos oprimidos pelas circunstâncias.

Gentian*. Depressão e desencorajamento. Para seguir adiante. Os tipos Gentian* são aqueles que facilmente desistem ao encontrar um pequeno obstáculo.

Clematis*. Indiferença ou alheamento para com as coisas mais comezinhas. Incapacidade de encontrar as palavras corretas ou de se expressar. Os tipos Clematis* têm dificuldade de se concentrar, falando de maneira imprecisa.

Gorse. Para a perda de coragem e esperança. Olhos naturalmente embotados, sem luz. Pouco apetite, lentidão e embotamento, perda das forças e de peso. Gorse sente-se desesperançado em virtude de sua condição física.

Mustard. Para a condição depressiva de alguém que se encontra perdido no caos, no fundo de um abismo, onde a luz não penetra.

Rock Rose*. Faz tempestade em copo d'água. Sua natureza é muito excitável mesmo diante das coisas mais corriqueiras.

Beech. Incomoda-se com ninharias. São tipos muito críticos e intolerantes.

Heather. Falam demais. Buscando uma identidade, esses tipos conversam com qualquer um, como se ouvindo a própria voz pudessem marcar sua presença. São tipos egocentrados, procurando o tempo todo ser o centro das atenções.

Cherry Plum. Delírio e mania. São tipos que apresentam falta de autocontrole.

Scleranthus*. Mudanças de humor de cunho maníaco. O floral estabiliza esse tipo de variação extrema no modo de ser.

Chicory*. Estagnação e opressão, debilidade. Sua natureza controladora e opressiva pode congestionar a vida da pessoa e de todos ao redor.

Holly. Trata as conseqüências da raiva. Holly é indicado em todas as emoções negativas, incluindo o ódio, a raiva e a irritabilidade.

Willow. Inflamação das articulações. Willow cuida dos ressentimentos alojados nas juntas sob a forma de reumatismo.

Agrimony*. Sono inquieto. Para aqueles que não conseguem expressar sentimentos e problemas mais íntimos. Sofrem de uma angústia interna que lhes rouba a tranqüilidade.

Olive. Lassidão e fraqueza, grande prostração. Olive aumenta as forças, combatendo a exaustão.

Aspen. Sonhos em que a sensação predominante é a ansiedade. Os tipos Aspen freqüentemente acordam assustados em conseqüência de pesadelos.

Wild Oat. Sua marca é ansiar, progredir, ir adiante em direção ao objetivo da alma.

Rock Water. Dificuldade para respirar. Bom para criar ritmo, um fluxo mais natural.

Natrum muriaticum

Sinonímia — cloreto de sódio; Chloruretum sodicum; Sodii chloridum.

Nome comum — sal de cozinha.

Fórmula — NaCl. Cristaliza em soluções aquosas incolores sob a forma de cubos anidros transparentes. Solúvel em três partes de água fria; insolúvel em álcool absoluto. Sua solução aquosa dissolve outros corpos normalmente insolúveis em água.

Associações metafísicas — signo solar: Aquário; planetas regentes: Saturno e Urano.

Apóstolo — Tiago.

Virtude — alegria.

Filho de Jacó — Dan, quinto filho de Jacó, cujo nome significa "julgamento" ou "aquele que julga".

Remédio homeopático sinérgico — Arsenicum album.

Indicações gerais

"Natrum muriaticum, nos maravilhosos espaços labirínticos, desbloqueia as forças internas latentes no sangue e nas células, para que absorvam novamente a quantidade necessária de soro que permita a continuidade do processo de divisão celular. Mantém o equilíbrio fluídico tissular e distribui a água ao longo do trato intestinal" (Eudora Ignez Perry).

Natrum muriaticum é o sal de cozinha. Ele é eliminado através do suor, da lágrima, da urina, sendo encontrado nas partes fluidas do organismo, ao passo que Kalium muriaticum é formado nos tecidos.

Natrum muriaticum capacita o corpo a absorver os exsudatos. Um distúrbio de sua função, através de alguma irritação, resulta numa reversão do fluxo.

Duas das modalidades características do tipo Natrum muriaticum são: prurido intenso e pescoço longo e delgado.

Floral associado: Water Violet*.

O tipo Natrum muriaticum por vezes sofre um abatimento tal que quer ficar sozinho, e palavras de consolo só o fazem piorar. Outras vezes está no pólo oposto, chorando a cântaros. Quase sempre prefere ficar só e quieto com suas dificuldades.

Durante períodos penosos, Water Violet* ou chora demais, ou não consegue chorar (ver Scleranthus*).

Uma das características de Natrum muriaticum é mostrar ora água demais, ora água de menos.

As palavras-chaves de Water Violet* são: pesar, mágoa e tristeza, que percebemos através das lágrimas e do pranto.

As pessoas Water Violet* se recolhem numa concha, vivem reclusas, remoendo as mágoas. É bem comum aparentarem ressecamento; falta-lhes sede de viver, vitalidade. O sal eletriza o sangue.

A personalidade Water Violet* é intelectual. Em geral são cheios de si, um pouco inchados por se sentirem superiores aos outros no que toca à inteligência.

Natrum muriaticum é conhecido por seu poder de raciocínio, seu poder intelectual. Para estudar e se concentrar, enfim, para estimular o pensar, há necessidade de sal.

Outros florais indicados:

Scleranthus*. A correlação entre Natrum muriaticum e Scleranthus* está na sua capacidade de mexer com o equilíbrio hídrico do organismo. Uma desproporção do sal pode reverter o fluxo, causando acúmulo de água na metade inferior do corpo e falta na metade superior; necessidade incontrolável de chorar, ou a total incapacidade de fazê-lo; secura da boca acompanhada de sede constante, ou sede com excesso de saliva. Ainda excesso de água no cérebro, causando insônia; ou pouca água, também no cérebro, dando sonolência exagerada. Scleranthus* cura os aspectos de natureza orgânica ou anímica em desequilíbrio.

Mimulus*. São crianças lentas para aprender a falar. Sofrem de insônia; sonham com ladrões dentro de casa. Mimulus* apresenta medos concretos, o que o deixa como que desligados e com dificuldade de aprender. O medo é o causador da insônia de Mimulus*.

Hornbeam. Indicado quando o sono não é reparador e a pessoa acorda pela manhã cansada como se não tivesse dormido.

Red Chestnut. Preocupação ansiosa; medo ansioso a respeito do futuro; preocupação com o que possa acontecer.

Gorse. Desesperança em relação a sua condição.

Mustard. Depressão, tendência a viver pensando em coisas depressivas. Melancolia na puberdade; tristeza intensa durante a menstruação. Distúrbio dos níveis hormonais são freqüentemente a causa da depressão de Mustard.

Agrimony*. Inquietude; pequenas contrações musculares. Sacudidas involuntárias das pernas durante o sono. Incomodado por pruridos. A angústia, a inquietude e o tormento interno são vividos de maneira silenciosa pelo tipo Agrimony*.

Beech. Irritação por pólen. Beech é indicado para aumentar a tolerância aos agentes potencialmente irritantes.

Honeysuckle. Sofrimentos passados são trazidos à mente, que os relembra constantemente. Falta de tônus e vitalidade. Ficar revivendo os fatos passados causa grande perda energética.

Cherry Plum. Delírio ambulante. Acessos de raiva ou irritabilidade ou paixão. Perda de controle; debilidade; espasmos histéricos.

Olive. Cansaço fácil. Muito sono (umidade excessiva no cérebro) e exaustão. Olive é indicado por sua ação revigorante.

Heather. Hipocondria. Pessoas possuídas por suas próprias emoções. Muito centradas em si mesmas.

Rock Rose*. Excitação. Excesso de agitação e euforia. Inclinação para dançar e cantar. Os tipos Rock Rose* adoram festas, onde podem dar vazão à sua natureza exuberante.

Clematis*. Trabalho enfadonho; memória fraca. Todo trabalho intelectual cansa. Perda da consciência. Confusão mental. Excesso de água no cérebro causa embotamento, a menos que haja muito interesse. Os tipos Clematis* têm dificuldade de concentração.

Chestnut Bud. Fraqueza de memória. Chestnut Bud é o remédio para aprender com os erros cometidos e, assim, aumentar a retenção da memória.

Natrum sulphuricum

Sinonímia — Sulfato de sódio, Sodae Sulphas, Sodii Sulphas, sal de Glauber.

Nome comum — sulfato de sódio.

Fórmula — $Na_2SO_4+H_2O$. Ocorre abundantemente na natureza: na água do mar, em fontes salinas etc. É preparado pela reação do ácido sulfúrico sobre o sal comum, purificado por recristalização. Forma prismas incolores, transparentes, oblíquos, com sabor salino amargo. Funde-se em sua própria água de cristalização.

Associações metafísicas — signo solar: Touro; planeta regente: Vênus.

Apóstolo — Tadeu, cujo nome significa "firmeza" ou "conduzido pelo amor".

Virtude — amor incondicional; ágape.

Filho de Jacó — Asher, o oitavo filho de Jacó, cujo nome significa "abençoado" ou "felicidade".

Remédio homeopático sinérgico — Belladona.

Indicações gerais

Natrum sulphuricum é conhecido como agente redutor. Este sal tem a propriedade química de capturar e carregar para fora do sistema duas moléculas de água, eliminando assim seu excesso, diminuindo sua ação e reduzindo sua taxa de vibração.

Natrum muriaticum atrai e equilibra a água a ser usada no organismo, enquanto Natrum sulphuricum atrai e protege a água para promover sua eliminação. Natrum sulphuricum está presente apenas nos fluidos intercelulares, e não dentro das células.

A desproporção deste sal provoca aumento de peso, a despeito de dieta restritiva, em função de o sistema linfático estar ingurgitado pelo excesso de fluido da atmosfera trazido pela respiração.

A desproporção de Natrum sulphuricum no sangue sempre se manifesta através de dores na região posterior da cabeça (cerebelo), estendendo-se pela medula espinhal e afetando, então, o fígado. Estimula a secreção intestinal e a atividade glandular de intestinos, fígado, rins, bexiga e pâncreas.

Outras modalidades incluem: piora dos sintomas pela água, umidade ou quando há mudança de tempo; os sintomas se agravam pela manhã e do lado esquerdo.

Remédio floral relacionado: Chicory*.

Quando existe desproporção de Natrum sulphuricum, instala-se o caos e a desarmonia. A situação piora quando há obsessões como religião, ciência, sexo, leis ou diversão. Tudo isso se relaciona à natureza obsessivo-compulsiva do tipo Chicory* negativo.

Se há desproporção de Natrum sulphuricum, a pessoa se sente como que sufocada, melhorando ao ar livre. Uma das palavras-chaves para Chicory* é "possessão". O tipo Chicory* freqüentemente aprisiona aqueles que ama, e com o tempo acaba ficando preso em sua própria teia.

Outro problema relativo à desproporção de Natrum sulphuricum é a tendência a ganhar peso e/ou volume. Isso acontece em função de o corpo não conseguir se livrar do excesso de células em decomposição e ácido láctico (perdas) acumulado. O tipo Chicory* tem imensa dificuldade de deixar as coisas seguirem seu rumo, incluindo aqueles a quem ama (possui). Chicory* tem aspecto gorducho, inclusive na face. Essa aparência fofinha faz com que as pessoas queiram abraçá-lo, atendendo assim a sua necessidade de atrair mais atenção para si mesmo.

Outros florais indicados:

Cherry Plum. Tendências suicidas que exigem o exercício do controle; impetuosidade e irritabilidade seguidas de noites de insônia e delírio. Para a necessidade de se manter controlado.

Elm. Pressão e ansiedade na região do coração que obriga a buscar ar livre. A ansiedade e a sensação de opressão são causadas por circunstâncias de vida que exigem demais.

Gentian*. Desencorajamento. O tipo Gentian* deixa que os desapontamentos o desanimem e desencorajem facilmente.

Olive. Prostração, cansaço, sensação de fraqueza, especialmente nos rins.

Agrimony*. Inquietude, desejo de mover-se. O tipo Agrimony* tem dificuldade de ficar quieto.

Impatiens*. Tremores por todo o corpo. Espasmos nas mãos e nos pés durante o sono. As mãos tremem ao escrever. Impatiens* se destina às perturbações do sistema nervoso.

Rock Rose*. Sonhos pesados, cuja sensação predominante é a ansiedade; despertar assustado. Ansiedade na região do coração. Alto nível de ansiedade, como o observado nas situações de dor e pavor.

Scleranthus*. Tonturas. Para os distúrbios típicos desse tipo de personalidade.

Walnut. Dificuldade de adaptação às mudanças. Piora com a mudança de tempo. Walnut é o floral para a adaptação às novas condições de vida.

Natrum phosphoricum

Sinonímia — fosfato de sódio. Natrum Phosphas. Phosphas Natricus. Sodae Phosphas. Sodii Phosphas.

Nome comum — fosfato de sódio.

Fórmula — $Na_2HPO_4 + H_2O$. Obtido através da neutralização do ácido ortofosfórico com carbonato de sódio, e também de cinzas de ossos. Forma grandes cristais monoclínicos transparentes, com doze moléculas de água de cristalização. Solúvel em duas partes de água quente e seis de água fria. Insolúvel em álcool. Sua solução é levemente alcalina.

Associações metafísicas — signo solar: Libra; planeta regente: Vênus.

Apóstolo — Pedro, cujo nome deriva de "pedra", que se refere ao reino mineral. "Sobre ti, Pedro [mineral-pedra], construirei minha igreja."

Virtude — equilíbrio.

Filho de Jacó — Reuben, o primeiro filho de Jacó, cujo nome significa "a visão do Sol".

Remédio homeopático sinérgico — Rhus toxicodendron.

Indicações gerais

Natrum phosphoricum mantém o equilíbrio entre os ácidos e os fluidos normais do organismo. É conhecido como o "sal do balanceamento", devido a sua capacidade de neutralizar os ácidos. Sua grande função é equilibrar o distúrbio normalmente causado por um sistema excessivamente ácido. No entanto, quando o sistema se torna excessivamente alcalino, também surgem problemas, e esse sal também é indicado nesse caso.

Os ácidos são irritantes para as células. Eles podem estar diretamente ligados à desproporção de sódio e à fermentação da comida, impedindo o sistema digestivo de processar e assimilar os alimentos de maneira adequada. Hiperacidez é a principal condição para o reumatismo. Quando os rins são afetados, o estômago e a bexiga se ulceram. Igualmente, em condições de acidez, os olhos e a visão rapidamente são afetados. Num dia a visão está clara; no outro, turva. Aparecem centelhas diante dos olhos; dor no globo ocular com turvação da visão, como se houvesse um véu diante dos olhos. Desgaste dos dentes e coceira no nariz são sintomas de hiperacidez intestinal, o que favorece a presença de vermes que se aproveitam da fermentação. Pode haver convulsões ou prurido nasal, denunciando a presença de vermes intestinais.

Natrum phosphoricum retira a água dos tecidos e a leva para os cálices renais e posteriormente aos ureteres e bexiga. Age como um diurético, aumentando o fluxo hídrico e a eliminação da uréia, deixando a urina menos ácida. Aumenta também o fluxo biliar.

Outras indicações incluem: insuficiência urinária, secreção vaginal de cor amarelada e consistência aquosa, irregularidade menstrual acompanhada de dor de cabeça frontal ou no vértex, palpitações e irregularidade cardíaca, prolapso abaixo da cintura ou pele pendente e flácida.

O sódio é dotado de um poder eletrizante secundado pelo potássio. Para liberar água, em segundo lugar vem Kalium phosphoricum, e em terceiro, Natrum sulphuricum. Natrum phosphoricum traz à vida aquilo que foi contatado por Kalium phosphoricum.

Floral associado: Scleranthus*.

Natrum phosphoricum é conhecido como o sal que traz o equilíbrio, que neutraliza. Scleranthus* é, no sistema floral, a essência que traz o equilíbrio, o balanceamento entre duas polaridades, dois extremos, duas situações.

Um sintoma emocional indicativo da desproporção de Natrum phosphoricum é a pessoa normalmente equilibrada (natureza alcalina) transformar-se em alguém polêmico (natureza ácida), que gosta de discutir. Igualmente, quando há desproporção deste sal, vemos um desejo constante de comer que é confundido com a sensação de fome, sentida na boca do estômago como uma ardência.

Ódio, inveja, crítica, ciúme, competição egoísta, guerra, suicídio e assassinato são sintomas emocionais originados pelo excesso de acidez no organismo. Pessoas que têm esse problema demonstram sempre uma atitude ameaçadora. Qualquer coisa, por mínima que seja, as tira do sério. Transtornam-se facilmente e perdem o controle. Scleranthus* é indicado para tratar a instabilidade mental, que pessoalmente vejo mais como uma perturbação maníaca, talvez devido a um desequilíbrio sináptico na comunicação entre os hemisférios cerebrais direito e esquerdo. (Vale lembrar que este é o único aspecto relacionado a Scleranthus*, pois na verdade o caso está mais relacionado ao trio Scleranthus*/Holly/Cherry Plum. Em geral, salvo uma combinação de personalidade como esta, os tipos Scleranthus* não são tão dramáticos.)

Assim como os ácidos são irritantes para as células cerebrais, os tipos Scleranthus* têm uma irritação interna em virtude de sua natureza constantemente indecisa, que os deixa facilmente fatigados. Este também é um sintoma da desproporção de Natrum phosphoricum, que resulta na fadiga à tarde. Ou será que o desgaste de tomar uma decisão é razão suficiente para aumentar a acidez em todo o sistema? Seria a causa das causas?

Outro exemplo da associação Scleranthus*/Natrum phosphoricum é o da mulher que sofre de tensão pré-menstrual, demonstrando emocionalmente essa instabilidade hormonal. É importante lembrar, contudo, que essa condição se aplica mais a Scleranthus*/Mustard.

O tipo Scleranthus* está relacionado também aos rins. Antes de descerem à bolsa escrotal, os testículos estão alinhados com os rins. Os nervos dos rins se conectam diretamente com o plexo espermático. "Os ovários permanecem alinhados até a época da concepção" (Eudora Ignez Perry).

De acordo com a acupuntura chinesa, nos rins se assentam nossos medos básicos, especialmente o medo de não ser sexualmente aceito. Em função da associação dos distúrbios emocionais com os problemas renais, as pessoas de personalidade Scleranthus* muitas vezes se vêem mais gravemente afetadas quando confrontadas com a problemática do relacionamento com o sexo oposto. Será que isso tem algo a ver com as estatísticas que mostram que sete em cada dez casos de insanidade estão ligados a distúrbios sexuais? Quem vem primeiro: o distúrbio hormonal, ou as manifestações emocionais?

"A fêmea procura o macho e continuará fazendo isso até que acumule experiência suficiente com todos os tipos para finalmente provar que o equilíbrio mental e físico jamais será alcançado dessa maneira" (Eudora Ignez Perry).

Natrum significa "galgar", "ascender", "impulsionar-se às alturas". Os tipos Scleranthus* têm a capacidade de se alçar aos elevados domínios dos céus para obter a decisão perfeita que clareie seu caminho.

Outros florais indicados:

Cerato*. Para aqueles que se incomodam com ninharias. Prostração mental. As pessoas do tipo Cerato* carecem de sabedoria e facilmente ficam confusas a respeito do que fazer na vida, o que acaba cansando a elas mesmas e aos que estão ao redor.

Holly. Ódio, inveja, crítica, ciúme, competição, egoísmo, suicídio e assassinato são condições em que predomina a acidez. O tipo Holly muitas vezes apresenta a face vermelha e manchada. Holly se destina a curar as emoções negativas. Freqüentemente a causa dessas emoções é uma falta de aceitação de si mesmo em conseqüência de alguma deformidade física.

Scleranthus*. Dificuldades na fala. Modo de andar vacilante. Desequilíbrio sináptico cerebral.

Cherry Plum. Pressão forte e calor na cabeça, medo de ficar louco. A pessoa aperta os dentes sem perceber. Para as emoções intensas de caráter histérico, incluindo tentativas de suicídio e assassinato. O tipo Cherry Plum tem medo de perder o controle, a razão, e ficar louco.

Impatiens*. Nervosismo por esforço mental. Todas as situações relacionadas com o sistema nervoso dizem respeito a Impatiens*.

Beech. Irritabilidade. O tipo Beech é naturalmente crítico e intolerante.

Elm. Pressão intensa na cabeça. Prostração, sensação de opressão. Elm se destina às situações em que há sobrecarga.

Clematis*. Esquecimento e fala difícil. Muito sono; a pessoa cai no sono mesmo sentada.

Crab Apple. Vermes e irritação intestinal. Prurido nasal que causa espasmos na musculatura facial. O tipo Crab Apple sente-se infestado, contaminado, sujo.

Heather. Tonturas. Freqüentemente os tipos Heather ficam zonzos e dizem coisas sem nexo.

Olive. Sensação de peso, de paralisia. Desesperança a respeito da própria condição.

Agrimony*. Inquietude ou insônia por prurido, como se tivesse abelhas sobre todo o corpo.

Mimulus*. O tipo Mimulus* dorme mal e acorda com facilidade. Piora durante tempestades elétricas e, por causa delas, acaba desenvolvendo outros medos. Tem dificuldade de se expressar falando. O medo paralisa o tipo Mimulus*.

Aspen. Medo, ansiedade e apreensão, como se algo medonho estivesse para acontecer. O tipo Aspen, ao acordar durante a noite, confunde as peças de mobília com pessoas, ouve passos. A ansiedade de Aspen causa paranóia.

Red Chestnut. Medo de que algo ruim possa acontecer.

Wild Oat. Embotamento, falta de ambição. Wild Oat ajuda a pessoa a encontrar motivação para trilhar o caminho da alma.

Wild Rose. Estupidez, falta de espontaneidade.

Willow. Dor nas juntas; ressentimento alojado nas articulações.

Magnesia phosphorica

Sinonímia — Magnesium phosphoricum.

Nome comum — fosfato de magnésio.

Fórmula — Mg $HPO_4 + 7H_2O$. Obtém-se misturando fosfato de sódio com sulfato de magnésio. Os cristais resultantes são hexafacetados, semelhantes a agulhas. São dispersamente solúveis em água; água fervente os decompõe. Existem em quantidades razoáveis nos grãos de cereais e na cerveja.

Associações metafísicas — signo solar: Leão; planeta regente: Sol.

Apóstolo — Simão.

Virtude — sabedoria.

Filho de Jacó — Dinah, o décimo primeiro filho de Jacó, cujo nome significa "julgamento".

Remédio homeopático sinérgico — Chamomilla.

Indicações gerais

Quando há um desequilíbrio molecular de Magnesia phosphorica, as fibras dos nervos e músculos não conseguem mais criar um movimento rítmico, tornando-se espásticas. Cãibras podem ocorrer em qualquer parte do corpo: mandíbulas, dedos, pálpebras. Tosse espasmódica, espirros, sufocação, choro, riso ou soluço.

Obtém-se alívio rápido com Magnesia phosphorica tomada com água quente ou administrada em aplicações tópicas. Pode aliviar angina, nevralgia, neurite e qualquer problema cardíaco ou motor. Quando há deficiência de cálcio, o tratamento fica incompleto se não juntarmos Magnesia phosphorica ao Ferrum phosphoricum.

A falta de Magnesia phosphorica pode causar inúmeras ilusões dos sentidos e desordens mentais como dores de cabeça; ilusões visuais (visão dupla, visão de cores, sensibilidade à luz); dor no pescoço; dores que sobem e descem pela coluna; dores agudas, intermitentes como ferroadas; puxões, cãibras no plexo solar; sensação de um cutucão nas pernas, semelhante a um choque elétrico; tremor involuntário das mãos; espasmos epilépticos; e cãibras dos escritores. Em todos esses casos, o frio agrava e o calor alivia.

Nota: Para restituir a perda do olfato, três sais são necessários, além de Magnesia phosphorica: Natrum muriaticum, Natrum sulphuricum e Calcarea sulphurica (Eudora Ignez Perry).

Floral associado: Cerato*

O tipo Cerato* se deixa envolver pelas emoções. É conhecido como tolo amoroso e denota falta de sabedoria, que é o aspecto mais elevado conferido por este floral.

Magnesia phosphorica é necessária quando há um estímulo nervoso para uma ação ou movimento. Emocionalmente, o tipo Magnesia phosphorica apresenta descontrole amoroso ou passional. Ao tipo negativo de Cerato* falta a atitude direta no sentido de conseguir se livrar de um envolvimento emocional doentio. Poderíamos dizer que o tipo Cerato* em seu estado negativo confunde envolvimento (emocional) com movimento (ação). Age, portanto, sempre de forma emotiva, ficando preso em relacionamentos viciosos.

O tipo Cerato* aparenta estar agindo ao se encaminhar de uma pessoa para outra pedindo conselhos e fazendo perguntas sobre o que seria o melhor para ele. Mas é sempre levado pelo aspecto emocional, isto é, move-se a partir das emoções, e nunca age verdadeiramente.

Outro sintoma possível é a sensação dolorosa que se movimenta de um local para outro no corpo. Os tipos Cerato* dispersam energia e se esgotam indo de um lado para outro em busca de orientação ou conselho.

A carência de Magnesia phosphorica traz ainda uma indisposição quando a pessoa é mentalmente exigida. Esse tipo costuma ter um estilo de vida impulsivo e emocional. O tipo Cerato* aparenta ser impulsivo, mesmo não agindo em função de seus impulsos; oscila entre uma orientação e outra, ficando confuso (espasmódicos), e não toma nenhuma atitude concreta.

É importante lembrar que Magnesia phosphorica tem ampla indicação nos espasmos de vísceras ocas, principalmente nas pessoas de pele morena e cabelos escuros. Chamomilla está mais indicada nas pessoas de pele e cabelos claros.

Magnesia phosphorica é muito sensível aos ácidos que diminuem sua quantidade. Os ácidos são bastante cáusticos. As pessoas do tipo Cerato* constantemente caem nas malhas de dominadores (ácidos), sendo muitas vezes manipulados. Como já foi dito em Natrum phosphoricum (floral associado: Scleranthus*), os indivíduos ácidos são irritadiços, raivosos, polêmicos, ciumentos, agressivos e competitivos.

Nota: Embora Natrum phosphoricum esteja associado a Scleranthus*, a descrição acima diz respeito a um indivíduo Scleranthus*/Chicory*/Holly/Cherry Plum. Quando em desequilíbrio, os tipos Chicory* (Natrum sulphuricum) se mostram como o descrito. Scleranthus é o floral que pode ajudar a manter o equilíbrio.

Magnesia phosphorica estimula o poder nervoso necessário para que o tipo Cerato* tome uma atitude direta e, por conseguinte, mantenha sua sabedoria, impedindo o domínio e o ataque por parte de tipos mais ácidos.

Afinal, não é o exercício (a ação) que elimina o ácido láctico dos tecidos musculares e do sangue?

Outros florais indicados:

Impatiens*. Em caso de neurites e nevralgias, em conjunto com outros sais celulares. Sensação de puxão nas pernas, semelhante a um choque elétrico; movimentos espasmódicos e tremores nas mãos; espasmos epilépticos; cãibra dos escritores. Impatiens* é indicado em todas as condições nervosas.

Cherry Plum. Espasmos incontrolados; sintomas convulsivos; desejo de açúcar; falta de autocontrole, de controle mental. Para o medo de perder o controle.

Olive. Aparência lânguida; cansaço, exaustão; incapaz de ficar sentado ereto. Os olhos se cansam facilmente após ler umas poucas linhas. A exaustão e o cansaço são sinais típicos de Olive.

Clematis*. Esquecimento, embotamento, estupidez, incapaz de pensar com clareza. O floral Clematis* é indicado para manter a consciência e a atenção.

Mustard. Lamento e choro soluçante. Permanecem sentados quietos num canto. Carregam coisas de um lado para outro. Desligados dos assuntos do momento atual.

Mimulus*. Para pessoas sensíveis ao frio, vento e ácidos. De modo geral, o tipo Mimulus* é hipersensível às coisas do mundo terreno.

Elm. Dores de cabeça por esforço mental para manter a concentração, por exemplo, nos estudos. Elm sente-se pressionado pelas exigências da vida.

Honeysuckle. Falam o tempo todo de sua dor ou permanecem calados, sentados num canto. Honeysuckle está fundamentalmente ligado à vitalidade de modo geral (glândulas, sangue, nervos). Vivendo no passado, o tipo Honeysuckle acaba dispersando sua energia vital.

Heather. O tipo Heather é centrado em si mesmo e constantemente se deixa envolver por situações emocionais. Costuma fazer muitas perguntas para confirmar suas opções.

Silicea

Sinonímia — sílica; pedra branca descarbonizada; óxido de silício.

Nome comum — quartzo duro; sílica.

Fórmula — SiO_2. Obtida pela fusão da sílica com o carbonato de sódio; resíduo dissolvido, filtrado e precipitado pelo ácido clorídrico. O silicato de sódio é conhecido como "vidro líquido", que é solúvel em água.

Associações metafísicas — signo solar: Sagitário; planeta regente: Júpiter.

Apóstolo — Tiago, filho de Alfeu. Tiago Menor.

Virtude — tolerância.

Filho de Jacó — Levi, o terceiro filho de Jacó.

Remédio homeopático sinérgico — Mercurius solubilis.

Indicações gerais

Silicea é conhecida como "o bisturi do cirurgião" ou "o cirurgião do organismo humano". É o principal remédio para dissolver tumorações. Sua forma cristalina pontiaguda e irregular parece ter sido criada para penetrar e drenar conteúdos deteriorados que precisam ser eliminados do corpo.

Silicea está presente nos cabelos e nas unhas; é o que dá o aspecto lustroso a eles. Plantas como o milho e o trigo não ficariam eretas sem a sílica.

Um distúrbio no metabolismo de Silicea causará atrofia dos tecidos. Quando existe ainda a má nutrição por assimilação deficiente, Silicea é seguida por Calcarea phosphorica.

Um déficit de Silicea no tecido conjuntivo entre o cérebro e cerebelo causa confusão mental, dificuldade de pensar. Os centros cerebrais frontais são os primeiros a atrofiar e os últimos a se desenvolver.

Por não ser condutor de eletricidade, Silicea é de inestimável valor como isolante. Pode ser usada junto com Ferrum phosphoricum para clarear o pensamento.

Nota: Silicea, em conjunto com Ferrum phosphoricum e Kalium sulphuricum, é eficiente para cortar um resfriado. Usar em doses grandes, com água quente, durante o banho.

Floral associado: Vervain*.

Dissemos que Silicea é conhecida como "o bisturi do cirurgião", que no caso é a lâmina que corta em busca da verdade. Os tipos Vervain* são aqueles que se envolvem com os temas da verdade e da justiça. Sua missão é acabar com o que é degenerado (pecados, maus pensamentos, luxúria etc.), mantendo o sistema livre de sua presença.

Algumas das características emocionais atribuídas a Silicea são: arrogância, abstinência, processos mentais de elevada estirpe, irritabilidade, tendência a trabalhar diligentemente e com muita dedicação. Os tipos Vervain* aparentam ser arrogantes, pois pensam ser de algum modo especiais e que lhes cabe salvar o mundo. Assim, professam sua grande inteligência podando e desqualificando os outros, que devem ser fiéis aos seus elevados propósitos. Têm pouquíssima tolerância e ficam muito irritados quando os outros não fazem o que lhes parece obviamente "a verdade".

Outros florais indicados:

Impatiens*. Nervosismo, irritabilidade, tremores. Uma abstração mental especial que faz a pessoa ficar brincando durante horas com agulhas e alfinetes. Prostração e fraqueza nervosa. Impatiens* se destina aos que são apurados, exigindo que tudo seja feito muito depressa. Naturalmente, isso acaba por enfraquecer o sistema nervoso.

Agrimony*. Pesadelos, insônia e inquietude. Retém tudo; obstipação. Gesticula e fala dormindo. Sua inquietação atrapalha o sono; fica constantemente se virando e mexendo na cama. Em função da incapacidade de deixar as coisas fluírem, falando abertamente sobre as próprias emoções, a pessoa acaba ficando obstipada.

Honeysuckle. Saudade de casa e dos pais. Para os que sofrem de nostalgia e vivem relembrando o passado.

Aspen. Pesadelos que pioram na lua cheia. O tipo Aspen é perturbado por sonhos apavorantes.

Olive. Lassidão e cansaço nervoso. Pernas pesadas e paralisadas; incapacidade de se mover.

Gorse. As pernas parecem paralisadas. Desespero por sua condição.

Elm. Dor de cabeça em pressão; dor nos olhos. Elm é sempre associado à existência de muita pressão e sobrecarga.

Sweet Chestnut. Impotência e fraqueza após o ato sexual; cansaço fácil. Sweet Chestnut infunde energia yang, que estimula diretamente a vontade de completar uma tarefa.

Hornbean. Mesmo animado, se cansa com facilidade. O tipo Hornbeam é mentalmente cansado.

Clematis*. Dificuldade para pensar. Enfado mental. Desligado, imagina que está em mais de um lugar ao mesmo tempo. Falta-lhe concentração.

Cerato*. Dificuldade para aprender. Distrai-se com facilidade.

Rock Rose*. Confusão durante uma exposição oral (na escola) em virtude de dificuldade de se concentrar. Rock Rose* se aplica às situações de pânico antes de uma apresentação.

Mustard. A pessoa quer pensar, mas não consegue. O tipo Mustard se perde no caos de tal modo que não consegue alcançar nem os próprios pensamentos.

Scleranthus*. Vertigem com tendência a cair para a frente ou para a esquerda. As letras parecem se mexer ao ler ou escrever. Desequilíbrio das conexões sinápticas entre os hemisférios cerebrais.

Cherry Plum. Impotência; ninfomania. Suores copiosos à noite. Qualquer situação de perda de controle.

Rock Water. Doenças nas juntas do quadril. Dor nas articulações. Rock Water será indicado sempre que faltar fluência nos movimentos.

Willow. Dores articulares; ressentimentos alojados nas articulações.

Crab Apple. Vergonha por causa de nódulos ou acne na face. Obstipação. Catarro abundante, espesso como pus. Fraqueza e dores profundas no peito. Inflamações malignas e gangrenosas.

Mimulus*. Hipersensibilidade aos ruídos; ansiedade e rabugice. O tipo Mimulus* é muito sensível aos ruídos noturnos (daí a rabugice); é também tímido e sossegado.

Walnut. A pessoa se sente insuportavelmente sensível, delicada. Silicea é um isolante. Uma mudança de tempo agrava seus sintomas. Walnut constrói uma proteção áurica contra as influências externas. Walnut também ajuda a se adaptar a qualquer mudança.

Calcarea phosphorica

Sinonímia — Calcium phosphoricum.

Nome comum — fosfato de cálcio; é obtido do mineral apatita.

Fórmula — $Ca_3(PO_4)_2$. Prepara-se gotejando ácido fosfórico em água de cal. Insolúvel em água e álcool; solúvel em ácido nítrico diluído, em certa medida, na água carbonatada.

Associações metafísicas — signo solar: Capricórnio; planeta regente: Saturno.

Apóstolo — João.

Virtude — coragem intrépida.

Filho de Jacó — Judá, o quarto filho de Jacó, cujo nome significa "o louvor ao Senhor".

Remédio homeopático sinérgico — Sulphur.

Indicações gerais

Calcarea phosphorica é a base do nosso organismo, que requer muito mais Calcarea phosphorica do que qualquer outro mineral, pois para a formação do esqueleto são necessárias quantidades consideráveis. O osso é 57% fosfato de cálcio e o restante uma gelatina albuminóide; uma substância viscosa que contém carbonato de sódio, Magnesia phosphorica, e Natrum muriaticum. Além disso, a arquitetura celular do osteócito depende do cálcio, assim como o sistema glandular e a formação de albumina. Assim, uma deficiência de Calcarea phosphorica pode causar má nutrição, que pode ter como conseqüência anemia, degeneração e destruição dos tecidos, afetando até mesmo o sistema glandular.

Quando os fluidos digestivos do organismo estão carentes deste sal, é impossível digerir os alimentos, mesmo que contenham cálcio. Deve-se então, de início, dar Calcarea phosphorica em diluições homeopáticas, para que ajude na assimilação dos alimentos ingeridos, o que por sua vez ativará o processo digestivo. Quando o suco gástrico é deficiente em Calcarea phosphorica, a bile fermenta em virtude dos alimentos não digeridos; esse distúrbio eleva a acidez nos fluidos sinoviais das articulações das mãos, pernas e braços, resultando em dores muito severas. O excesso de ingestão alimentar causa má digestão, que é responsável pela hiperacidez que se instala. A administração de Calcarea phosphorica irá regularizar essa situação.

Calcarea phosphorica estimula o organismo a agir, e ela mesma age como catalisadora para outros remédios. Necessita-se de Calcarea phosphorica quando o organismo está completamente desgastado por qualquer situação que tenha exigido muito dele, ou até por uma doença prolongada.

O fosfato de cálcio (Calcarea phoshorica) é o elemento atuante na albumina. Ele a encaminha para o osso e a usa como um cimento em sua produção.

A doença de Bright se caracteriza por um fluxo aumentado de albumina através dos rins devido a uma deficiência de Calcarea phosphorica.

Uma albumina que não funcione de maneira adequada ocasiona erupções, abscessos, definhamento do organismo e secreções catarrais.

"Uma deficiência de cálcio resulta em excesso de muco ou albumina que se torna não funcional. O muco acumulado nas amígdalas deixa-as intumescidas. Nem por isso devem ser removidas, pois a administração de Calcarea phosphorica junto com Silicea e Calcarea sulphurica coloca tudo novamente no lugar" (Eudora Ignez Perry).

A albumina ou o muco podem se acumular na tireóide causando o bócio. A carência de iodo pode ser a causa do bócio. Calcarea phosphorica é o sal celular indicado para essa instância.

Outros quadros que resultam da falta de Calcarea phosphorica são: hipertrofia crônica das amígdalas; voz rouca em crianças; dor e mal-estar ao engolir alimentos; palpitações cardíacas; piora com a mudança de tempo; efeitos negativos no desenvolvimento dos tecidos moles do corpo; deficiência na coagulação e incapacidade do organismo de responder a estímulos.

Remédio floral associado: Rock Rose*.

Palpitações com ansiedade, tremores e fraqueza, principalmente nas panturrilhas. A personalidade Rock Rose* é extremamente excitável, ansiosa, mesmo por razões insignificantes; um tipo impressionável com certa afinidade com a adrenalina, o que explica a sensação de fraqueza na barriga da perna.

A insuficiência de cálcio causa, no plano emocional, um estado de medo ou pânico, em função da falta de suporte (moral) para as células nervosas. Sem a proteção estrutural de Calcarea phosphorica, os corpos físico, emocional e mental ficam vulneráveis e respondem com medo e pânico. Quando a base, a estrutura, se esfacela, cria-se a condição para o caos e o pânico.

Rock Rose* é o floral mais indicado para situações de pânico; em seu estado negativo, as pessoas do tipo Rock Rose* se mostram alarmadas, teatrais, exageradas, fazendo escândalo por motivos banais. Assustamse facilmente com coisas do dia-a-dia. Têm forte tendência a se exaltar, entrando em pânico por coisas mínimas.

O aspecto mais positivo de Rock Rose* é a coragem intrépida, o destemor, que resulta na capacidade de manter seus princípios morais com convicção, crer no processo vital e manter a estabilidade e integridade por todo o seu curso. Esse tipo de coragem provê a alma de uma estrutura de proteção através da qual a pessoa pode superar os grandes obstáculos que eventualmente surjam no caminho da realização do autodesenvolvimento. *Calcium* significa "realização", "consecução", "obtenção", "talento".

Outros florais indicados:

Clematis*. Memória fraca e dificuldade para se concentrar. Qualquer esforço mental é penoso, difícil de sustentar. Ficam perdidos em seu mundo de sonhos e devaneios, tornando impossível manter a atenção concentrada.

Chestnut Bud. Memória prejudicada, fraca. Enurese noturna. Chestnut Bud ajuda a reter a memória e a quebrar velhos padrões de comportamento, como o de ficar doente a cada inverno (rinites, gripes, resfriados) e o de urinar na cama durante o sono.

Agrimony*. Mente fraca nos que abusam de si mesmos. O tipo Agrimony* freqüentemente sente falta de apoio moral, pois quando criança sofreu algum tipo de abuso dos pais. Comumente apresenta problemas de coluna em função de ter recebido pouco apoio dos pais. Agrimony* compartilha energia com a coluna vertebral e com os músculos sacro-espinais. Sensação de algo se arrastando sobre o corpo, sono inquieto, sensação de ouvido entupido, coceiras e sensibilidade ao frio ou ao calor.

Water Violet*. Desejo de solidão depois de sofrer mágoa, humilhação ou desapontamento. O tipo Water Violet* prefere suportar sozinho provações e sofrimentos. Assim como não gosta de interferência em sua vida, igualmente não costuma dar palpite na dos outros.

Hornbean. Esgotamento mental. Dificuldade para acordar pela manhã e enfrentar as tarefas do dia. Falta-lhe motivação e disponibilidade para executar os deveres cotidianos.

Holly. O tipo Holly carece de auto-aceitação. Um defeito físico ou mesmo sardas podem fazer que se sinta inferior aos demais. Ele tem medo de não ser aceito por causa dos seus defeitos. A falta de amor-próprio pode desencadear o sentimento de ódio ou rejeição. Costuma atrair a atenção para si com atitudes agressivas e enervantes, pois ainda é melhor ter alguma atenção do que nenhuma.

Crab Apple. Herpes com prurido. Crab Apple tem a sensação de imundície, sujeira ou impureza quando apresenta algum tipo de erupção cutânea.

Mimulus*. Crianças birrentas, que se incomodam com tudo; queixosas, de mente fraca; a fontanela demora para fechar e os ossos do crânio permanecem finos e moles por muito tempo. Esse tipo é tímido e medroso, sente-se muito vulnerável em relação às pessoas mais incisivas e dominadoras.

Aspen. Ansiedade mental associada a vários outros problemas. São os medos de natureza vaga que fazem as pessoas de Aspen ficarem ansiosas, apreensivas e cismadas.

Rock Water. Circulação deficiente. Várias partes do corpo são privadas de uma circulação adequada; algumas partes estão entorpecidas. Rock Water aumenta a fluidez promovendo o restabelecimento da circulação. Não esquecer que o tipo Rock Water é rígido em seus princípios; muito sóbrio e frugal na maneira de ser. É nítida a analogia com a privação citada.

Walnut. Dor de cabeça, reumatismo e quaisquer outras queixas que pareçam piorar com a mudança do tempo. Resfriados freqüentes, afetando nariz e ouvidos; fontanela aberta além do tempo; crânio fino e mole; fotofobia. Enfim, condições que denotam certa vulnerabilidade; falta de isolamento e proteção contra o que vem de fora.

Cherry Plum. Convulsões e espasmos; auto-abuso; enurese noturna; suores intensos à noite; ninfomania antes das menstruações. Cherry Plum se destina a todas as situações de falta de controle.

Gorse. Doenças crônicas debilitantes. Indisposição para o trabalho. O tipo Gorse carrega um sentimento de desesperança, de que nada mais pode ser feito.

Oak. Tosse crônica; enurese noturna; perda de controle com grande debilidade. Prolapso do útero. Mentalmente as pessoas do tipo Oak têm a característica de prosseguir lutando além do ponto em que outros já teriam parado. Por não conhecerem seus próprios limites, desgastam-se e sucumbem de uma hora para outra.

Olive. Organismo exausto depois de um crescimento muito rápido ou por longa permanência na cama. Emagrecimento; aspecto doentio, sujo e gorduroso. Para doenças crônicas desgastantes e épocas difíceis da vida.

Elm. Pigarreio constante por uso excessivo da voz. Elm se ressente de suas obrigações. Sensação de sobrecarga.

Honeysuckle. Falta de calor vital. Honeysuckle deve ser entendido como um grande energético do sistema floral de Bach, pois traz um novo interesse no aqui e agora.

Cerato*. Sensação de estupidez e dificuldade de compreensão acompanham o tipo Cerato*, que passa essa imagem para os demais, pois sente que é assim que os outros o vêem. Freqüentemente é mal aconselhado por não acreditar nas próprias decisões; por não saber se a sua é a decisão mais adequada e correta.

Impatiens*. Indicado na velhice, quando a capacidade de regeneração diminui, podendo aparecer espasmos e dores causados pela anemia e dores agudas na região pré-cordial. Impatiens* é indicado em todos os quadros que envolvam o sistema nervoso.

Calcarea sulphurica

Sinonímia — sulfato de cálcio.

Nome comum — gesso; sulfato de cálcio.

Fórmula — $CaSO_4$.

Propriedades químicas — É encontrado na natureza sob a forma de anidrido, gesso, alabastro e selenita. Forma prismas achatados (selenita) e torrões. Solúvel em quatrocentas partes de água fria; insolúvel em álcool e nos ácidos nítrico e clorídrico (HCl) diluídos.

Associações metafísicas — Signo solar: Escorpião; planeta regente: Marte.

Apóstolo — André.

Virtude — fé.

Filho de Jacó — Simeão.

Remédio homeopático sinérgico — Pulsatilla nigricans.

Indicações gerais

Em sua forma bruta, Calcarea sulphurica tem a função de revestir todas as superfícies vasculares, protegendo-as do contato com os fluidos. As partes do corpo que têm contato com a umidade — globo ocular, fossas nasais, boca, garganta e esôfago — devem ter certo número de partículas deste sal para sua proteção.

Uma insuficiência de Calcarea sulphurica pode se traduzir em sensação de queimação, por exemplo, na pele ou nos pés; quando a pessoa coloca os pés para fora das cobertas na cama, buscando refrescar-se. Melhora com compressas frias. Calcarea sulphurica alivia a sensação de queimação da mucosa gástrica ulcerada, pois age diretamente, não necessitando passar antes pela corrente sangüínea.

A casca do ovo contém Calcarea sulphurica; na falta deste sal, ficaria mole e frágil, incompetente para proteger o conteúdo, que tem a aparência de uma matéria purulenta. Uma das três causas da esterilidade feminina é a falta deste sal. Quando o óvulo não consegue obter quantidade suficiente de Calcarea sulphurica para formar o envoltório protetor, o pus se acumula nos ovários e nas trompas. Isso também é verdade para homens que sofrem de abscessos nos testículos ou na próstata. Calcarea sulphurica, que é componente da bile, vem do fígado, onde realizou a função de destruir as células sangüíneas, retirando-lhes a água. Se este sal estiver em falta, a destruição daqueles elementos sangüíneos vencidos fica prejudicada, e o sangue fica saturado deles. Se o fígado e os vasos linfáticos não conseguem excretar os glóbulos usados do sangue, o corpo fica sem escolha e cria uma maneira alternativa de fazê-lo, produzindo secreções purulentas na pele ou catarro nos seios da face, pulmões e trato vaginal.

Outras indicações gerais: supurações de longa duração que extenuam a célula, podendo levar à anemia; tuberculose em todos os estágios por falta de cálcio; e ferimentos que não cicatrizam.

Floral associado: Gentian*.

Calcarea sulphurica é conhecida como gesso, *gypsum*, palavra que significa "vagar sem propósito em movimento circular". Por comparação, o tipo Gentian* é aquele que facilmente se desencoraja, deixando de concluir seus projetos. É importante lembrar, então, que Calcarea sulphurica é encarregada de eliminar os glóbulos usados do sangue, e que se essa tarefa está prejudicada, o sistema todo acaba sofrendo com eliminações substitutivas.

Primeiramente precisamos eliminar o conteúdo morto do organismo (antigos padrões de pensamento) para abrir caminho para células vivas (luz).

A deficiência de Calcarea sulphurica é a causa de todas as doenças, visto que perturbam os fluidos astrais e a substância cinzenta do cérebro, rompendo o processo mental e conduzindo assim à desarmonia.

A fé é o mais elevado aspecto emocional de Gentian*. Terá essa desarmonia alguma correlação com este sal? Supondo que a fé seja tudo o que temos; que tudo é baseado num sistema de crenças; e que a falta de

Calcarea sulphurica seja a causa de todas as doenças, pode-se concluir que sem fé (Calcarea sulphurica) tudo é em vão? Primeiro vem a fé, depois a crença, e só então o conhecimento.

Outros florais indicados:

Scleranthus*. Humor variável; vertigem com náusea; descarga de secreção por uma narina.

Star of Bethlehem. Perda súbita de memória possivelmente causada por um trauma.

Clematis*. O tipo Clematis é caracteristicamente desligado e esquecido.

Impatiens*. Irritabilidade; inflamações crônicas; tremores nas pálpebras. O tipo Impatiens* é muito irritável e está sempre com pressa.

Beech. Irritabilidade. O tipo Beech é intolerante e crítico. Este floral é um ótimo assistente dos tipos de personalidade Impatiens* e Vervain*.

Aspen. Ansiedade, desconfiança e medo do desconhecido. Aspen tem medo de ter uma convulsão à noite. Na clínica, vêem-se muitas pessoas desenvolverem a paranóia de ter medo de sentir medo (síndrome do pânico); de que lhes aconteça algo quando não tiverem alguém conhecido por perto etc.

Rock Rose*. O tipo Rock Rose sofre de convulsões por medo. Lembrar que são exagerados, teatrais.

Olive. Sensação de que os olhos estão afundando. Fraqueza e langor. Necessidade de estímulo para superar o temor e a fraqueza. Aspecto físico amarelado e pastoso. Olive em seu estado mais comprometido mostra o olhar desvitalizado, cansaço extremo e a pele muito pálida.

Crab Apple. Presença de caspa, erupções herpéticas na face, secreção vaginal e nasal. Para limpar a sensação de sujeira que estas manifestações causam. Para eliminar os glóbulos do sangue já utilizados.

Sweet Chestnut. Para constituições físicas debilitadas pelo uso prolongado do álcool. Quando existe a sensação de que não há saída e se tocou o fundo do poço, esta essência floral provê energia adicional.

White Chestnut. Insônia por pensamentos persistentes. O tipo White Chestnut é constantemente presa de pensamentos obsessivos de natureza culposa que lhe povoam a mente, embora não deseje isso. Na falta de um interesse maior nas coisas do presente, a mente é ocupada por esses pensamentos.

Agrimony*. Insônia por pensamentos angustiantes. O tipo Agrimony* precisa se libertar de suas memórias inconscientes.

Calcarea fluorica

Sinonímia — Calcium fluoricum. Calcarea fluorata.

Nome comum — Fluospar. Fluorato de cal.

Fórmula — Ca F_2.

Propriedades químicas — Ocorre na natureza no mineral fluorspar. É um cristal belíssimo, de variadas cores, de forma cúbica ou octaédrica. É praticamente insolúvel na água, porém se decompõe através da ação do ácido sulfúrico, originando o ácido hidrofluórico.

Associações metafísicas — Signo solar: Câncer; planeta regente: Lua.

Apóstolo — Mateus.

Virtude — vontade.

Filho de Jacó — Zebulum, o décimo filho de Jacó, cujo nome significa "lugar onde se vive" ou "habitação".

Remédio homeopático sinérgico — Ipecacuanha.

Indicações gerais

Do ponto de vista fisiológico, Calcarea fluorica pertence a tórax, estômago e baço, governando a expansão e a contração, a elasticidade e a dureza.

É também responsável pela formação dos corpúsculos que se formam dentro do baço. Isso, por sua vez, depende da nutrição fornecida pelo estômago (quimo) e sua capacidade de digerir e assimilar.

O baço, unido à hipófise, também fornece o material necessário, que estimula o ovário da mulher a produzir o óvulo.

Calcarea fluorica promove a fusão de minerais e metais, fazendo assim que um elemento inerte, rígido, inflexível se torne importantíssimo para um organismo vivo e fluido.

Calcium fluoricum é encontrado no esmalte dos dentes, no tecido conjuntivo e nas fibras elásticas do tecido muscular. Sua carência causa prolapso uterino, veias varicosas (nesse caso, juntar Natrum muriaticum) e uma sensação de abatimento geral. O enfraquecimento do tecido conjuntivo entre o cérebro e o cerebelo pode resultar num processo anormal de pensamento, que pode provocar medos irracionais ou de ruína financeira.

O dr. Carey diz que as redes de fibras no cérebro são cristalinas, de forma cúbica, e Calcarea fluorica, formando igualmente cristais cúbicos, estaria indicando que grande parte do cérebro é composta por ela. Dessa maneira, a função da Calcarea fluorica seria a de uma espécie de energia elétrica, conduzindo as comunicações por dentro do cérebro. Sem uma quantidade suficiente de Calcarea fluorica, as fibras perderiam elasticidade, deixando incompleta a transferência de luz. A memória e a retenção do pensamento são possíveis graças à presença de Calcarea fluorica. (Kalium muriaticum constrói esses fios, mas é Calcarea fluorica que os torna elásticos, vivos, cheios de luz e capazes de reter a memória e permanecer intactos. Em outras palavras, Kalium muriaticum fornece a substância, e Calcarea fluorica, a vida, a luz. Quando há uma deficiência de Kalium phosphoricum e Calcarea fluorica, ocorre uma separação no cérebro, resultando na incapacidade de auto-expressão.)

A contração das fibras enrijecidas origina a sensação de aperto e constrição.

Outros sintomas da carência de Calcarea fluorica são a catarata, a fraqueza da retina ou qualquer situação em que haja a "terceira visão", em função da afinidade das fibras com a substância luminosa. Os olhos são uma extensão do cérebro.

Calcarea fluorica fixa o oxigênio ozonizado. Quando o oxigênio fica livre, ele irradia luz e vitalidade. Calcarea fluorica é termofluorescente, o que significa que é capaz de manter e aumentar a luz e o calor que recebe. É a substância que faz a luz caminhar por dentro do cérebro, a fonte de novas idéias. Os raios violeta e ultravioleta são os melhores estimuladores; têm grande poder fluorescente, podendo iluminar mesmo um ambiente de total escuridão.

Calcarea fluorica tem ainda a capacidade de decompor a água da atmosfera, obtendo dela o oxigênio ou a substância luminosa para produzir a substância espiritual desse ar purificado, rarefeito. Seria esse o processo de que se utilizam os que praticam exercícios respiratórios em que se objetiva receber energia prânica (substância divina) diretamente do ar?

Calcarea fluorica lembra a luz contida no cristal de cada corpúsculo. A luz crística, que, quando livre, ilumina nosso caminho.

Floral associado: Centaury*.

O mais elevado aspecto da personalidade Centaury* é a vontade, assim como o mais negativo é a sua falta. Tais pessoas são freqüentemente ignoradas, pois aceitam em silêncio uma vida de servilismo e exploração. A carência de Calcarea fluorica causa esse traço característico de personalidade, que é a incapacidade de auto-expressão. O tipo Centaury* se perde ao ficar atendendo só às necessidades alheias, esquecendo-se de trilhar o próprio caminho.

O dr. Carey correlaciona Calcarea fluorica ao signo solar de Câncer, dizendo que se refere ainda a um dos aspectos da mãe. Sempre se relaciona Centaury* ao tipo materno perfeito que se sacrifica. Calcarea fluorica se compara ainda a Centaury* quanto a sua capacidade de manter a família e o lar unidos. Enfim, curvar-se, ser flexível, atendendo às solicitações dos demais, são características que aproximam Calcarea fluorica do floral Centaury*.

O dr. Carey retrata esse tipo como dono de uma grande reserva de energia. Freqüentemente o tipo

Centaury* se empenha exageradamente, exaurindo-se ao servir os outros, e apesar de aparentar fragilidade e delicadeza, tem grande poder de recuperação, o que indica tenacidade e vontade, em particular ao servir a família, os amigos ou a Igreja (padres e freiras). É importante lembrar que Calcarea fluorica é capaz de criar a luz (energia) a partir da mais completa escuridão. Seria daí que Centaury* obtém sua abundante energia espiritual?

A carência de Calcarea fluorica pode causar sensação de aperto e constrição. O tipo Centaury* com freqüência se sente oprimido pelas exigências dos membros da família, aos quais se sente ligado pelos laços do dever. Por exemplo, pode se sentir obrigado a assumir os negócios da família ou a cuidar dos pais já idosos, relegando os próprios anseios ao segundo plano, seguindo de modo relutante os desejos de seus familiares e ficando assim cada vez mais enredados e prisioneiros. Chamamos isso de falso sentido de dever.

Outros florais indicados:

Oak. Caracteriza-se pela capacidade de manter-se na luta sem reclamar. Aqueles que ficaram muito doentes (mas prosseguiram lutando), por nunca terem tido quantidade suficiente de corpúsculos formados pelo baço, em função de subnutrição, carência de Calcarea fluorica, que digere e assimila a comida. Oak provê a energia necessária para sustentar as lutas da vida.

Rock Water. Falta de elasticidade do pensamento. Conceitos e ideais muito rígidos podem se manifestar como recusa em atender até às mais simples necessidades. Rock Water proporciona uma atitude mais fluente e flexível.

Honeysuckle. Falta de vivacidade. Baixa energia vital. Fraqueza e indisposição para executar tarefas. O tipo Honeysuckle prende-se a reminiscências do passado.

Wild Rose. Sem espontaneidade; sensação de desconsolo diante das circunstâncias da vida. Wild Rose estimula a sensação de alegria e a espontaneidade que afastam a monotonia e o tédio.

Red Chestnut. Medos sem fundamento; preocupações com possível ruína financeira. O tipo Red Chestnut se preocupa com tudo.

Clematis*. Perda da concentração devido a uma ruptura no tecido conjuntivo do cérebro. "Teia de aranha no cérebro." Esquecimento. Quando conversam, mostram-se hesitantes, criando um lapso antes de estar aptos a dizer o que se passa em sua mente. Clematis* se destina a dar mais clareza à mente quando a concentração é difícil.

White Chestnut. Incapacidade de manter a mente limpa de pensamentos indesejados. White Chestnut se destina aos pensamentos que ficam rodando dentro da cabeça.

Mustard. Perdido em sua mente ou em seu caos, incapaz de fazer contato com a mente superior. Mustard traz a capacidade de trazer a luz mesmo quando se está envolto em trevas.

Cherry Plum. Medo de perder as rédeas da própria vida. Medo da insanidade, de perder o controle da mente.

Mimulus*. Medo da pobreza. Mimulus* tem todo tipo de medo básico.

Hornbean. Fraqueza e cansaço o dia inteiro, em especial pela manhã.

Aspen. Sonhos vívidos, acompanhados de sensação de perigo iminente, com cenas e lugares pouco familiares. Aspen tem sonhos nos quais está em perigo ou sendo perseguido.

TABELA 1. CORRELAÇÃO ENTRE OS SAIS DE SCHUSSLER E OS DISCÍPULOS DE JESUS CRISTO.

SAIS DE SCHUSSLER	APÓSTOLOS DE CRISTO
Kalium phosphoricum	Tomé
Kalium sulphuricum	Bartolomeu
Kalium muriaticum	Judas
Ferrum phosphoricum	Filipe
Natrum muriaticum	Tiago
Natrum sulphuricum	Tadeu
Natrum phosphoricum	Pedro
Magnesia phosphorica	Simão
Silicea	Tiago de Alfeu
Calcarea phosphorica	João
Calcarea sulphurica	André
Calcarea fluorica	Mateus

TABELA 2. CORRELAÇÃO ENTRE OS SAIS DE SCHUSSLER E OS FLORAIS DE BACH.

SAIS DE SCHUSSLER	FLORAIS DE BACH
Kalium phosphoricum	Impatiens*
Kalium sulphuricum	Clematis*
Kalium muriaticum	Agrimony*
Ferrum phosphoricum	Mimulus*
Natrum muriaticum	Water Violet*
Natrum sulphuricum	Chicory*
Natrum phosphoricum	Scleranthus*
Magnesia phosphorica	Cerato*
Silicea	Vervain*
Calcarea phosphorica	Rock Rose*
Calcarea sulphurica	Gentian*
Calcarea fluorica	Centaury*

TABELA 3. CORRELAÇÃO ENTRE OS SAIS DE SCHUSSLER E OS REMÉDIOS HOMEOPÁTICOS ANÁLOGOS, DE ACORDO COM OS SINTOMAS.

SAIS DE SCHUSSLER	REMÉDIOS HOMEOPÁTICOS
Kalium phosphoricum	Aconitum napellus
Kalium sulphuricum	Pulsatilla nigricans
Kalium muriaticum	Bryonia alba
Ferrum phosphoricum	Veratrum album
Natrum muriaticum	Arsenicum album
Natrum sulphuricum	Belladona
Natrum phosphoricum	Rhus toxicodendron
Magnesia phosphorica	Chamomilla
Silicea	Mercurius solubilis
Calcarea phosphorica	Sulphur
Calcarea sulphurica	Pulsatilla nigricans
Calcarea fluorica	Ipecacuanha

TABELA 4. CORRELAÇÃO ENTRE OS SAIS DE SCHUSSLER E OS DOZE FILHOS DE JACÓ.

SAIS DE SCHUSSLER	FILHOS DE JACÓ
Kalium phosphoricum	Gad
Kalium sulphuricum	José
Kalium muriaticum	Issachar
Ferrum phosphoricum	Naphthali
Natrum muriaticum	Dan
Natrum sulphuricum	Asher
Natrum phosphoricum	Reuben
Magnesia phosphorica	Dinah
Silicea	Levi
Calcarea phosphorica	Judá
Calcarea sulphurica	Simeão
Calcarea fluorica	Zebulum

TABELA 5. CORRELAÇÃO ENTRE OS SAIS DE SCHUSSLER E OS SIGNOS DO ZODÍACO.

SAIS DE SCHUSSLER	SIGNOS SOLARES
Kalium phosphoricum	Áries
Kalium sulphuricum	Virgem
Kalium muriaticum	Gêmeos
Ferrum phosphoricum	Peixes
Natrum muriaticum	Aquário
Natrum sulphuricum	Touro
Natrum phosphoricum	Libra
Magnesia phosphorica	Leão
Silicea	Sagitário
Calcarea phosphorica	Capricórnio
Calcarea sulphurica	Escorpião
Calcarea fluorica	Câncer

Bibliografia

E outras leituras recomendadas

ÁGREDA, VENERÁVEL MADRE MARIA DE JESUS DE. *Mística cidade de Deus — vida da virgem mãe de Deus.*

ARINTERO, Rev. JUAN G. *Song of songs — a mystical exposition.*

ARNOUDT, Rev. PETER J. *The imitation of the sacred heart of Jesus.*

BACH, EDWARD. *Os remédios florais do dr. Bach — Cura-te a ti mesmo.* Editora Pensamento, São Paulo, 1990.

______. *A Terapia floral — escritos selecionados de Edward Bach.* Editora Ground, São Paulo, 1991.

BARNARD, JULIAN & MARTINE. *The healing herbs of Edward Bach*, Butler & Tanner Ltd., Londres.

BARNARD, JULIAN. *Um guia para os remédios florais do dr. Bach.* Editora Pensamento, São Paulo, 1990.

______. *Padrões de energia vital.* Editora Aquariana, São Paulo, 1992.

BARTOLO, LUCIA DE. *Florais — Vivendo os passos do dr. Bach*. Editora Gente, São Paulo, 1993.

BEAR, JESSICA, W. BELLUCCO. *O poder dos florais de Bach*. Editora Gente, São Paulo, 1996.

______. *Jogos de poder*. Robe Editorial, São Paulo, 1998.

______. *Aplicações práticas dos Florais de Bach*. Editora Pensamento, São Paulo, 2002.

______. *Florais de Bach — O livro das Fórmulas*. Editora Pensamento, São Paulo, 2005.

CHANCELLOR, DR. PHILLIP. *Manual ilustrado dos remédios florais do dr. Bach*. Editora Pensamento, São Paulo, 1991.

CHOPRA, DEEPAK. *Cura quântica*. Editora Best Seller, São Paulo, 1990.

EVERSAUL, GEORGE A. *Dental kinesiology*. Publicação independente, EUA, 1977.

GURUDAS. *Flower Essences and vibrational healing*. Cassandra Press, San Rafael, 1989.

HAY, LOUISE L. *Você pode curar sua vida*. Editora Best Seller, São Paulo, 8ª ed., 1995.

HOWARD, JUDY & RAMSELL JOHN. *The original writings of Edward Bach*. C. W. Daniel Company Limited, Inglaterra, 1990.

JONES, T. W. HYNE. *Dicionário dos remédios florais do dr. Bach*. Editora Pensamento, São Paulo, 1991.

JUDY HOWARD. *Os remédios florais do dr. Bach passo a passo*. Editora Pensamento, São Paulo, 1991.

KRIPPER, VICTOR. *Terapia floral Bach aplicada à psicologia.* Editora Gente, São Paulo, 1992.

LAMBERT, EDUARDO. *Matéria médica e terapia floral do dr. Bach.* Editora Pensamento, São Paulo, 1993.

______. *Os estados afetivos e os remédios florais do dr. Bach.* Editora Pensamento, São Paulo, 1992.

LEADBEATER, C.W. *Os chakras.* Editora Pensamento, São Paulo, 1989.

MONARI, CARMEN LUCIA RITA. *Participando da vida com os florais de Bach.* Editora Roca, São Paulo, 1995.

MONTEIRO JR., ALUÍZIO JOSÉ ROSA. *A cura pelas flores — Os harmonizantes florais do dr. Bach.* IBRASA Ltda., São Paulo, 1992.

PAOLA, SAINT FRANCIS OF. *Simi and segreti.*

PASTORINO, MARIA LUISA. *A medicina floral de Edward Bach.* Editorial Clube de Estúdio, São Paulo, 1992.

SCHEFFER, MECHTILD. *Terapia floral — teoria e prática.* Editora Pensamento, São Paulo, 1991.

STOKES, GORDON, WHITESIDE, DANIEL. Material sobre o Sistema Cérebro Uno e o Barômetro Comportamental.

THIE, DR. JOHN. *Touch for Health.* DeVorss & Company, Califórnia, 2002.

VLAMIS, GREGORY. *Rescue — Florais de Bach para alívio imediato.* Editora Roca, São Paulo, 1992.

WEEKS, NORA. *The medical discoveries of Edward Bach, physician. What the flowers do for the human body*. C. W. Daniel Company Limited, Inglaterra, 1973.

WEEKS, NORA e BULLEN, VICTOR. *The Bach flower remedies — illustrations and preparations*. The C. W. Daniel Company Limited, Inglaterra, 1964.

WHEELER, F. J. *Repertório dos remédios florais do dr. Bach*. Editora Pensamento, São Paulo, 1990.